AF586018

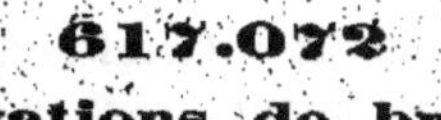

617.072

Deux observations de brûlure par la Radiographie.

PAR

Ch. FÉVRIER (de Nancy),
Agrégé de la Faculté de Médecine,
Médecin principal de l'Armée.

G. GROSS (de Nancy),
Interne des Hôpitaux
de Nancy.

La découverte des rayons X par le physicien Rœntgen remonte au mois de décembre 1895. Fort peu de temps après cette découverte, le premier, un médecin américain annonçait qu'à la suite d'expositions répétées devant un tube de Crookes en activité il avait vu survenir, sur la face dorsale de sa main, un érythème qui avait persisté pendant longtemps. Depuis que les rayons X sont d'un usage courant dans la pratique médicale, les cas de ce genre se sont multipliés ; ils ont été observés en assez grand nombre pour qu'on ait pu les classer en deux formes principales : la première comprend des accidents superficiels, portant sur la peau et sur les phanères; ils sont lents, graduels, chroniques, et ont été rencontrés de préférence chez les observateurs, physiciens et médecins; la seconde renferme des types de lésions plus accentuées : ce sont des dermatites eczématiformes, des brûlures allant jusqu'à une véritable escarre. Ces faits ont été surtout observés chez les sujets soumis à l'examen radiographique.

Nous avons eu l'occasion d'observer dernièrement ces deux types de lésions cutanées, le premier, chez un de nos collègues de la Faculté de Nancy, qui s'occupe spécialement de radiographie, le second, chez un soldat d'infanterie de Marine, qui, à la Nouvelle Calédonie, avait été soumis à des applications répétées et prolongées de rayons X.

Voici d'abord le résumé des deux observations.

Observation I.

Notre collègue, M. le Dr X...., ne présentant aucun antécédent morbide, se livre depuis longtemps à l'étude des rayons X, sans avoir observé jamais aucun accident sur ses malades ou sur lui-même.

Au mois de juin dernier, il expérimente l'interrupteur Wehnet et en examine la marche sous le voltage courant de 120, en faisant varier quelque peu le degré de vide du tube et l'acidité du liquide de l'interrupteur. La main gauche est examinée en tenant l'écran fluoroscopique de la main droite.

La durée totale des dernières expositions de la main a été d'un quart d'heure au plus.

Trois jours après, prurit léger et intermittent au niveau de la face dorsale des mains et particulièrement de la main gauche; en même temps, la peau devint sèche, rugueuse, boursoufflée, d'une coloration rougeâtre, avec de la tendance à se fendiller.

Les manipulations radiographiques furent abandonnées et malgré cela, l'érythème s'exaspéra, pour atteindre son maximum quinze jours à trois semaines après l'accident.

En juillet dernier, c'est-à-dire un mois après le début, notre collègue montra ses lésions à la Société de Médecine de Nancy. L'état des téguments s'améliorait déjà à cette époque, surtout à la main droite, qui avait été la moins frappée. La main gauche n'avait présenté aucune chute des poils ; ceux-ci semblèrent même plus vigoureux qu'à droite. En octobre, les téguments étaient à peu près revenus à leur état normal. On remarquait encore cependant une coloration rougeâtre des phalangines et phalangettes de la main gauche, et des phalangettes seulement de la main droite.

Depuis le mois de novembre notre collègue a repris ses expériences de radiographie, et l'érythème à peine guéri a reparu avec assez d'intensité.

Observation II.

Il s'agit d'un soldat, ordonnance d'un de nos confrères de la Marine, qui fut soumis à Nouméa, à des expériences de radiographie à trois reprises différentes.

Le troisième jour, le tube était à 11 cent., et fut laissé en place 45 minutes. Le lendemain, douleurs sourdes et picotements dans la région du pli de l'aine (l'articulation coxo-fémorale avait été le point soumis à la radiographie) ; rougeur sur une étendue de la largeur de la main. Le troisième jour, apparition de phlyctènes séro-purulentes qui se rompent. Application d'un pansement picriqué, qui, enlevé au bout de 8 jours, montre une escarre longue environ de 7 centimètres et large de 5, siégeant à la portion centrale de la plaque. Trois semaines de pansement picriqué n'amenèrent aucune amélioration ; l'escarre se détacha, au dire du malade, mais la suppuration continua pendant des mois. Les pansements furent variés (*poudre d'iodoforme*, *solution de bichlorure ou d'acide borique*), sans aucun résultat d'ailleurs.

Le 9 mai 1899, le malade fut renvoyé en France et entra à l'hôpital militaire de Nancy le 6 juillet, c'est-à-dire 8 mois après le début des accidents. A son arrivée, nous constatons au niveau du pli de l'aine, une plaie irrégulièrement elliptique, à grand axe horizontal et de la largeur de la main, empiétant sur l'abdomen et sur la cuisse. Ses bords festonnés sont taillés à pic sur presque tout le pourtour. Son fond inégal, de couleur rouge sale, présente à côté de points plus profondément ulcérés, des plaques plus saillantes, de couleur jaune soufre et constituées évidemment par des escarres non détachées. L'aponévrose est à nu par places ; sur d'autres, il y a de légères pertes de substance de l'aponévrose, laissant apparaître le tissu musculaire. Un pus assez abondant suinte de cette plaie qui présente une auréole inflammatoire. Les mouvements de la cuisse provoquent des douleurs assez marquées.

Sous l'influence d'une antisepsie très soignée, la plaie diminue très rapidement d'étendue. L'inflammation s'éteint, les escarres se détachent, les douleurs disparaissent ; un bourgeonnement de bonne nature s'établit et six semaines environ après son entrée, le malade sort complètement guéri.

Bien que les observations de ce genre ne soient plus très rares, il nous a paru intéressant de les publier et de rechercher en même temps les faits analogues qui ne sont pas encore très connus, parce qu'ils sont restés jusqu'ici du domaine un peu exclusif des électrothérapeutes. De plus, les examens radiographiques se multipliant chaque jour davantage, nous avons pensé qu'il ne serait pas inutile de vulgariser l'histoire de ces lésions et d'en tracer une rapide esquisse d'ensemble.

La première de nos deux observations est un exemple d'une affection décrite pour la première fois par MM. Paul Richer et Londe, en mai 1897, dans une note à l'Académie des Sciences (1), et nommée par eux : *Érythème radiographique des mains*.

Ils désignent, en effet, sous ce nom, une affection cutanée spéciale, produite sous l'action longtemps prolongée des rayons X. On verra que les lésions observées chez leurs deux malades sont de même ordre que celles de notre confrère ; comme dans notre Observation I, dans celles de MM. Richer et Londe, la peau de la face dorsale des mains n'a subi l'altération spéciale signalée, qu'à la suite d'une exposition prolongée aux rayons X, exposition durant plusieurs heures par jour et se répétant pendant plusieurs mois consécutifs ; les deux malades étaient des électriciens de profession, qui, dès le début de la découverte de Roentgen, se sont livrés avec ardeur à l'étude des nouveaux rayons. Les lésions observées étaient les suivantes : peau lisse, luisante, rouge violacée, offrant un peu la coloration des engelures, à surface durcie, comme parcheminée, un peu épaissie, se laissant difficilement déplacer sur les parties profondes ; les plis, rides, sillons, en sont très accentués, et le fond des plis, d'aspect blanchâtre, s'ulcère parfois. L'épiderme s'écaille et s'enlève par places ; la face palmaire, chez un des sujets, présente identiquement le même aspect. Les poils de la face dorsale de la main ont complètement disparu, et leur place est marquée d'un point noir, correspondant au

(1) Paul Richer et Londe. — *Académie des Sciences*, séance du 31 mai 1897, *Comptes rendus*, page 1256.

bulbe pileux. Sur un des sujets, l'annulaire, muni d'une grosse bague en or, a conservé à ce niveau son aspect normal; à la face dorsale existe encore une petite touffe de poils, les seuls qui persistent sur toute la main. Les ongles sont altérés, aplatis, amincis, friables, striés, comme plissés longitudinalement, douloureux à la pression. Les mouvements des doigts et de la main sont gênés par la raideur de la peau. Il existe un léger degré de tremblement, pas de douleur, mais une sensation de gêne. Le sens du toucher est sensiblement obscurci. Chez un des sujets, il se serait, par contre, développé une sensibilité spéciale : il prétend qu'il peut reconnaître la présence et l'intensité des rayons X à une sensation de chaleur sur la main.

En raison de la marche nettement progressive, quoique lente de l'affection, MM. Richer et Londe ont conseillé à leurs deux malades d'interrompre, tout au moins momentanément, leurs travaux radiographiques, dans la crainte que ce qui n'est maintenant qu'une gêne et une incommodité ne devienne en s'aggravant, une affection sérieuse, d'une guérison difficile et peut-être incertaine.

Chez notre deuxième malade, il s'agit de lésions beaucoup plus graves, avec *escarres*, heureusement plus rares, mais déjà observées un certain nombre de fois cependant et décrites pour la première fois par M. Sorel, dans une note lue à l'Académie des Sciences, le 12 avril 1897, par M. le Professeur Lannelongue (1).

Chez le premier malade de M. Sorel, six jours après une séance radiographique d'une durée de 20 minutes environ, on vit apparaître une tache rouge au point de l'épiderme qui se trouvait en regard du tube (épigastre), tache de 0,06 de diamètre, avec un centre blanc de 0,02, douloureuse au toucher. Huit jours plus tard, des douleurs profondes se firent sentir, et pendant un mois il y eut de la suppuration. En même temps, il se produisit spontanément à la jambe, un peu au-dessus de la cheville, une plaie de même nature que la précédente, très douloureuse, qui se cicatrisa au bout d'un mois de repos absolu. La plaie de l'épigastre cessa de suppurer au bout d'un mois, mais elle forma une escarre devenue très douloureuse ; les douleurs ne cédaient qu'à l'application de cataplasmes à la cocaïne. M. Sorel fait remarquer que le sujet est très nerveux, et que la production d'un accident à la jambe, le tube étant appliqué à l'abdomen, semble démontrer une prédisposition particulière à l'action des radiations. Il y a certainement une action de terrain, car dans bien d'autres cas, avec des poses 4 à 5 fois plus longues, répétées à 24 heures d'intervalle, on n'a pas eu d'accidents semblables à constater.

(1) Lannelongue et Sorel. — *Académie des Sciences*, séance du 12 avril 1897, *Comptes-rendus*, page 826 : *Note sur deux cas d'inflammation profonde de la peau par les rayons X.*

Chez sa deuxième malade fillette, de 9 ans, la radiographie du bassin et du fémur ne donne une tache rouge que sur la cuisse ; l'épiderme est tombé, mais il n'y a eu ni douleurs, ni escarre ; et cependant c'était le même tube Collardeau, actionné par la bobine donnant des étincelles de 0 m. 20 (au lieu de 0 m. 10 comme dans le premier cas), et appliqué de la même manière pendant une heure (Le tube était placé plus loin). Pendant la pose, aucun des sujets n'a éprouvé de sensation électrique, ni calorique.

M. Lannelongue émet des doutes sur l'abcès de la jambe produit par radiation : il aurait fallu faire l'examen bactériologique et constater que la suppuration était purement chimique.

Un deuxième cas de ce genre est celui qui fut l'objet de la note, lue par M. le Professeur d'Arsonval au nom de MM. Apostoli et Planet, à l'Académie des Sciences, en juin 1897 (1). A propos d'un cas très grave de dermatite de la paroi abdominale, consécutive à deux applications de rayons X, ces auteurs étudient les premiers, avec quelques détails, la pathogénie et le traitement de ce curieux accident.

Pour préciser un diagnostic hésitant entre une péritonite localisée avec adhérences autour de la rate, et un calcul du rein, le professeur Fitzgerald, de Dublin, fit subir au malade deux séances de radiographie en mai 1896, la première, de 40 minutes, la deuxième, de 90 minutes. Il employa pour ces séances dix accumulateurs, en renversant le courant plusieurs fois. Le tube de Crookes, actionné par une bobine d'induction donnant une étincelle de 25 centimètres, était placé à 15, puis à 9 centimètres de la peau de l'abdomen, séparé du patient par une feuille de celluloïde. Entre les deux séances, la peau ne présenta rien de particulier, mais 27 heures après la deuxième séance, les accidents commencent par de vives démangeaisons à l'abdomen. Le troisième jour, la surface cutanée exposée aux rayons X présente l'aspect d'une brûlure superficielle, sans aucune douleur. Le cinquième jour, la surface érythémateuse se recouvre de vésicules qui deviennent bulleuses et se rompent. Vers le dix-huitième jour de la maladie, la surface de la plaie présente l'aspect de l'eczéma aigu avec exfoliation. Il se fait un écoulement très abondant de sérosité ; la plaie n'est pas douloureuse, il n'y a pas de fièvre, et le malade peut vaquer à ses occupations. On essaye des pansements, des greffes épidermiques ; peu à peu (fin du 2e mois) la cicatrisation se fait, mais avec elle apparaissent des douleurs qui pendant trois mois sont intolérables et ne sont calmées qu'avec des injections de mor-

(1) Apostoli et Planet. *Note sur un cas très grave de dermatite de la paroi abdominale consécutive à deux applications de rayons X.* — *Académie des Sciences*, séance du 14 juin 1897. — *Bulletin officiel de la Société Française d'Electrothérapie*, juin 1897.

phine. Dans les premiers jours d'août, le travail de réparation cesse brusquement. On fait alors une séance de cautérisation au nitrate d'argent, une de raclage à la curette tranchante, mais la cicatrisation ne se fait toujours pas. En octobre, sans cause apparente, retour offensif de la maladie. La plaie, qui avait diminué de moitié, revient à sa dimension primitive, détruisant les parties qui paraissent en voie de cicatrisation. Le malade subit ensuite des séances d'oxygénation (40 litres d'oxygène). L'escarre semble se limiter ; un sillon d'élimination se creuse lentement. La plaie a alors (février 1897) 17 centimètres de hauteur sur 13 centimètres de largeur ; elle forme une escarre volumineuse, adhérente, insensible, séparée de la peau saine par un sillon grisâtre. Les souffrances sont minimes. A cette époque, le malade est soumis par MM. Apostoli et Planet au traitement électrique, savoir : 1° électricité statique, avec effluvation directe sur la plaie ; — 2° bain hydro-électrique, avec courant ondulatoire ; — 3° courant à haute fréquence au moyen du lit condensateur. A la suite de ces traitements, le sillon qui séparait l'escarre de la peau s'est creusé et a augmenté peu à peu ; l'escarre s'est détachée des tissus sous-jacents. Le tissu cicatriciel a augmenté d'étendue, envahissant le terrain que perdait l'escarre. Au mois de juin 1897, l'état général du malade est très satisfaisant ; l'escarre mesure 9 centimètres de hauteur sur 6 de largeur ; le reste de la plaie est recouvert de bourgeons charnus, et la bande circonférentielle du tissu cicatriciel mesure 3 centimètres. Grande tendance à la cicatrisation.

Nous trouvons encore dans la littérature médicale un cas analogue aux précédents. La lésion consistait en une brûlure profonde, au 3e degré, s'étendant sur une partie de la cuisse et sur le bas-ventre, et était apparue après une séance de 40 minutes. Cette première pose fut suivie de deux autres de 45 minutes et de 1 heure 1/4. La lésion subsista pendant plusieurs mois et amena devant les tribunaux M. X... et son médecin (1).

On voit d'après cette revue sommaire, que les accidents observés chez nos malades, sans être très fréquents, ont déjà été signalés. Mais ce n'est pas tout : entre les lésions légères d'érythème radiographique, analogues à celles de notre Observation I, et les faits de brûlure avec escarres profondes, comme dans notre Observation II, qui constituent en quelque sorte deux termes extrêmes, s'échelonne toute une série d'accidents de gravité variable, que nous allons examiner rapidement.

(1) *Presse médicale*, 1899, 1er avril, page 125.

Nous avons vu que l'érythème peut être accompagné de la chute des poils de la région atteinte. Cette *alopécie* peut exister isolément, et prend une gravité plus grande quand elle atteint le cuir chevelu. La perte des cheveux, sans aucune autre lésion cutanée, a été observée dans quelques autres cas, entre autres par Daniel, Delorme, etc... Daniel, en 1896, observa sur la tête d'un enfant qu'il avait soumis aux rayons X, pour déterminer la position d'une balle (le tube étant à 1/2 pouce de la peau et l'exposition ayant duré une heure), une alopécie limitée à la zone d'exposition même, complète le 21e jour. Malgré cette perte complète des cheveux, la peau du crâne était restée saine, et le petit malade ne ressentit aucune douleur.

Delorme (1) vit des lésions analogues chez un homme qui fut radiographié pour déterminer la position d'une balle reçue dans l'oreille. Le malade perdit tous ses cheveux. Dans d'autres cas, l'alopécie ne se borne pas à évoluer seule, et nous allons la voir plus loin s'associer à des accidents de dermatite eczématiforme.

Cette action des rayons X sur les cheveux une fois connue, on a cherché à l'utiliser dans le traitement de certains nævus pigmentaires pileux. Les résultats ont été encourageants ; cependant parfois les rayons de Roentgen, curateurs, ont dépassé leur but, et à l'alopécie cherchée et obtenue, ont succédé des altérations cutanées, véritables accidents radiographiques. Ces altérations ont été signalées par Freund (2), entre autres, en janvier 1897, à propos d'un malade soumis par lui à l'action des rayons X, pour guérir un nævus pigmentaire pileux. L'effet thérapeutique cherché fut obtenu, les poils tombèrent à la 11e séance de 2 heures ; l'alopécie fut complète, mais 8 jours après le début de la chute des cheveux, l'on constata l'existence d'une *dermatite suintante*.

C'est là une autre forme encore d'altération par rayons X, altération d'ailleurs la plus banale, la plus fréquente, allant selon le cas, de l'érythème proprement dit, aux graves escarres que nous avons déjà décrites.

La dermatite se montre habituellement, sans phénomène prémonitoire, sans sensation, sans douleur. Son apparition est précédée d'une période d'incubation, longue parfois, et qui peut varier de 1 à 20 jours. La peau rougit d'abord sur toute la surface exposée aux rayons X, puis la rougeur va en diffusant sur une assez grande étendue. C'est là le cas le plus général, mais on constate quelquefois aussi, qu'avant l'érythème, la peau change de coloration, devient brunâtre.

(1) Delorme. *Société de Chirurgie*, 7 avril 1896 ; *Bulletin et Mémoires*, page 296.
(2) Freund. *Société impér.-royale des Médecins de Vienne*, 15 janvier 1897 ; *Semaine médicale*, 1897, page 24.

Ensuite l'érythème cède ou va en s'aggravant, et dans ce cas, apparaissent des lésions intenses de dermatite, suivies de formation de vésicules et de phlyctènes qui contiennent un liquide séreux très abondant. Ces lésions peuvent aboutir aux escarres profondes dont notre Observation II est un type, ou bien encore la guérison peut être retardée par une suppuration abondante de la plaie, très lente à tarir, et due à une diapédèse intense de globules blancs. Passons en revue ces différentes formes cliniques, à l'aide d'exemples empruntés aux auteurs.

Tantôt l'on constate seulement de l'érythème simple de la peau, comme chez le malade présenté par M. Destot à la Société de Médecine de Lyon (1), qui, 15 jours après une pose de 45 minutes pour radiographier les lésions d'un mal de Pott lombaire, présenta une large plaque érythémateuse périombilicale. Tantôt c'est une lésion déjà plus intense, dermite légère, d'aspect eczématiforme, dont M. M. Balzer et Mousseaux (2) ont présenté un très beau type à la Société de Dermatologie ; il s'agissait d'un malade employé à la radiographie et obligé de subir à courte distance l'influence des rayons X. Ce malade présente actuellement, du côté droit du corps, une dermite d'apparence eczématiforme ; en outre, à la main et aux avant-bras, la peau est rouge, épaissie, enflammée, presque sclérosée, et desquame comme dans les dermatites. Les ongles, qui étaient tombés, repoussent actuellement, mais sont encore très altérés. A la face, au niveau de la région temporale droite, les cheveux sont tombés sur une large étendue ; le sourcil droit et la moustache du même côté sont très raréfiés et les poils qui persistent sont fortement décolorés. Le malade était exposé aux effluves depuis un an, et c'est depuis 7 à 8 mois seulement que cette lésion est en évolution.

Les lésions observées deviennent parfois plus intenses encore. La dermatite se montre beaucoup plus grave. De telles observations furent nombreuses (3) dès le début de la radiographie, et en quelques mois elles se multiplièrent à un tel point que Gilchrist, de Baltimore (4), put en février 1897, en réunir 28 cas, dont 13 aux États-Unis, 1 au Canada, 7 en Angleterre, 6 en Allemagne, 1 en France. Depuis, avec l'extension et la vulgarisation de la radiographie, elles sont devenues

(1) Destot. *Société de Médecine de Lyon.* Séance du 31 mai 1897 (*Presse médicale,* 1897, XXVII).

(2) Balzer et Mousseaux. *Société française de Dermatologie et de Syphiligraphie.* Séance du 12 janvier 1899.

(3) Croker. *Dermatite par rayons X. Brit. med. Journal,* 2 Janvier 1897. — A. Ribbe. *Dermatite par rayons X. New York. med. J.,* 16 janvier 1897. — Reid. *Dermatite par rayons X. Scottish med. Journal,* février 1897. — Forster. *Action des rayons X sur la peau normale et le système pilaire. Deutsch. med., Wochen.,* 11 février 1897.

(4) Gilchrist. *Bulletin de John Hopkins Hospital,* février et mars 1897.

plus fréquentes encore, et elles occupent la plus grande place parmi les 53 cas réunis par MM. Oudin, Barthélémy et Darier (1), dans leur communication au Congrès de Moscou (2).

Depuis cette époque, le nombre de ces observations s'est encore accru. En voici une des plus récentes, qui offre de l'intérêt à plus d'un point de vue, et qui est due à Ivanischewitch (3).

Le 17 janvier 1899, le prince W... est soumis à une séance de radiographie, à l'hôpital du Palais de Marbre de Saint-Pétersbourg, pour confirmer le diagnostic d'une fracture du 1er métatarsien, survenue six mois auparavant. Le pied est exposé pendant 55 minutes environ à l'action des rayons X. A Cannes, le 3 février, le malade remarqua une rougeur de la peau, qui en quelques jours fit de rapides progrès. Vers le 13 février, le pied présentait une grosse phlyctène, qui ne tarda pas à se rompre; le pied était douloureux et tuméfié. Le 26 février, tout le dos du pied était considérablement enflé, le derme, à nu, était d'une couleur violacée, sans la moindre suppuration. Petit-à-petit le derme se couvrit d'épiderme, toujours sans suppuration, et la cicatrisation se fit. En tout, la maladie dura six semaines.

Dans ce cas, il est intéressant de noter que l'action des rayons X s'est fait sentir 17 jours après leur application, en provoquant une véritable dermite sans suppuration, et que l'affection a duré six semaines.

L'observation précédente est un type de dermatite radiographique sans suppuration, mais parfois celle-ci peut survenir ; elle est de longue durée, abondante, et la guérison est extrêmement retardée (4).

D'après ces différents types de lésions cutanées, dues aux rayons X, on peut voir que, quelles que soient les variétés, la lésion primitive de la peau est toujours une dermatite, qui, commençant par de l'érythème, peut arriver à la vésication, à la suppuration, et à l'escarre. Aussi la lésion initiale étant toujours la même, a-t-on cherché à classer ces divers accidents, non plus d'après la lésion observée, mais d'après l'origine de cette lésion.

MM. Oudin, Barthélémy et Darier (5) ont divisé ces accidents nombreux en 2 grandes formes : dermatite des opérateurs, dermatite des opérés.

1° La première de ces formes est lente, graduelle, chronique, atteint les opérateurs. On l'a baptisée : *Érythème radiographique des*

(1) Walsch. *Lésions des tissus par les rayons X. Brit. med. Journal*, 31 juillet 1897.

(2) Oudin, Barthélemy et Darier. *Congrès international de Medecine de Moscou*, août 1897.

(3) Ivanischewitch (de Nice). *Dermite consécutive à la radiographie. Gazette hebdomadaire*, 1er Juin 1899.

(4) Consulter sur la bibliographie de la question, les articles de P. Guichard, *Tribune Médicale*, 1899, Nos 18, 20, 22, 23, 27, 28, 31 et 36.

(5) Oudin, Barthélémy et Darier. *Loco citato*, et *France médicale*, 25 février 1898.

mains. Elle occupe les doigts et les mains ; la peau devient sensible, rouge, épaissie, puis elle perd son élasticité, s'œdématie, se desquame, les ongles s'altèrent, s'épaississent, se décollent, se fendillent ; rarement ils tombent. En prenant des précautions, toute lésion peut disparaître ; cependant, si on s'expose de nouveau, elle revient plus vite ensuite que la première fois.

2° La seconde forme est aiguë ; elle se montre sans aucun phénomène prémonitoire, sans sensation spéciale, sans douleur, et seulement plusieurs jours (parfois 8, parfois 15) après la séance de radiographie. Elle atteint les sujets radiographiés. Elle va de la simple rougeur, en passant par l'alopécie, la desquamation, l'eczématisation, à ses différents degrés, par la dermatite légère ou grave, simple ou suppurée, par la formation de phlyctènes, jusqu'au sphacèle et à l'escarre. Cette escarre peut être très étendue ; elle est extrêmement adhérente, très lente à se détacher et indolente ; cependant, dans notre Observation II, elle était douloureuse au toucher. Elle ne diffère en rien de l'escarre habituelle et l'on ne peut indiquer, au microscope, si elle est due aux rayons X. Ces faits ont été étudiés dans une thèse toute récente, par Salvador (1).

Mais si ces lésions sont essentiellement variables dans leur aspect comme dans leur évolution, elles ont cependant un point commun, caractéristique, c'est la lenteur de cette évolution. Le plus souvent elles mettent des mois, voire des années, à disparaître complètement. Ces caractères se retrouvent dans toutes les observations que nous avons pu parcourir, qu'il s'agisse des lésions les plus bénignes comme des plus graves. Nos deux observations en sont deux exemples de plus : dans la première, c'est un érythème radiographique, léger en somme ; il subsiste encore, six mois après l'accident, une coloration rougeâtre des phalanges et les téguments ne sont pas revenus à leur état normal.

Dans la deuxième, c'est seulement plus de neuf mois après le début des lésions que la guérison est complète.

Chez le malade du professeur Fitzgerald, plus d'un an après le début des accidents, la lésion n'était pas encore cicatrisée. Le malade de MM. Balzer et Mousseaux présentait des lésions de dermatite eczématiforme en évolution depuis 7 à 8 mois. Celui d'Ivanischewitch, qui portait une lésion légère de dermatite sans suppuration, ne vit sa peau redevenir normale qu'au bout de six semaines ; or, des lésions analogues quant à leur aspect, produites par un autre agent chimique ou physique quelconque, guérissent, toutes choses égales d'ailleurs, beau-

(1) Salvador. *Observations cliniques et recherches de clinique expérimentale concernant les effets pathologiques et thérapeutiques des rayons X sur la peau.* Thèse de Lyon, juillet 1899.

coup plus vite. Cette lenteur de la réparation des tissus est un fait propre à la dermite par rayons X. C'est là le cachet particulier de cette lésion.

Un autre point intéressant à signaler, c'est la lenteur de l'incubation. Les accidents consécutifs à une brûlure par les agents physiques ou chimiques ordinaires apparaissent quelques instants à peine après l'accident. Il n'en est pas de même ici. Dans notre Observation I (Erythème radiographique des mains), c'est seulement au bout de trois jours qu'un prurit léger et intermittent aux faces dorsales des mains éveille l'attention du sujet. Parfois cette durée de l'incubation est plus longue encore : c'est seulement huit jours après ses expériences que M. Vary (1) éprouva à la main droite une légère douleur et remarqua la couleur rougeâtre du dos de la main, premiers signes de l'érythème radiographique intense dont il fut atteint.

Dans les cas beaucoup plus graves, où il y eut brûlure profonde, avec formation d'escarres, il en est encore de même. Les premiers accidents se manifestèrent six jours après une séance de radiographie de 20 minutes, chez le malade de M. Sorel, dont les lésions furent déjà graves. Chez celui de Fitzgerald, qui présenta des lésions excessivement sérieuses, ce ne fut cependant que 27 heures après une séance de 90 minutes que les premières démangeaisons furent senties. Chez le malade d'Ivanischewitch, ce ne fut que 17 jours après une séance de 55 minutes qu'apparut la première rougeur de la peau.

Nous avons donc là deux caractères cliniques spéciaux à ces lésions : lenteur de l'évolution, longue durée de la période d'incubation.

Un autre caractère important à signaler, c'est la formation possible de nouvelles escarres, alors que les premières sont détachées, ou même lorsque la plaie est en voie de guérison. Chez le malade de Fitzgerald, cinq mois après le début des accidents, alors que la plaie avait diminué de moitié, la maladie opéra un retour offensif, détruisant les parties qui paraissaient en voie de cicatrisation et ramenant la perte de substance à ses dimensions primitives par la constitution d'une nouvelle escarre.

Chez notre soldat de l'Observation II, plusieurs semaines après que l'escarre se fut détachée, on vit apparaître de nouvelles phlyctènes au voisinage de la plaie.

En résumé, le caractère dominant des lésions d'origine radiographique, c'est l'extrême lenteur de leur marche et de leur évolution ; et dans les formes profondes, le retour offensif de la maladie et la production possible de nouvelles escarres.

(1) Vary. *Progrès médical,* 2 juillet 1898.

A quoi attribuer ces retours de la mortification ? On peut évidemment, chez notre second malade, faire la part de l'état d'anémie causé par un séjour de 9 ans aux colonies. Mais ces conditions défavorables, faisaient défaut chez d'autres sujets qui présentaient des lésions analogues. Il ne faut donc pas mettre en cause l'état de débilité générale du sujet. Chez notre malade de l'Observation II, fatigué par un voyage de deux mois, pendant lequel il s'était peu soigné, le repos absolu à l'hôpital et une antisepsie aussi rigoureuse que possible ont assuré en six semaines la guérison d'une plaie enflammée et encore en partie recouverte d'escarres. Il y a lieu de se demander si dans l'état de vitalité précaire où se trouvent les tissus altérés par les rayons X, les infections les plus légères, produites par des pansements peu réguliers et favorisées par le manque de repos du malade, ne suffisent pas à amener de nouvelles escarres, alors que dans les plaies ordinaires ces infections minima restent sans influence sur la marche de la cicatrisation. Ainsi s'expliqueraient les retours offensifs, signalés dans certaines observations.

Des considérations précédentes découle le pronostic des accidents. En effet, si ces lésions ne menacent pas l'existence, tout au moins sont-elles graves et rebelles en tant que lésions cutanées. D'après les auteurs, les formes légères d'érythème radiographique guérissent rapidement si la cause cesse, mais elles réapparaissent d'autant plus vite avec la cause première. Cependant il n'en est pas toujours ainsi. Malgré la cessation immédiate et complète de toute manœuvre radiographique, le malade de notre Observation I voit encore au bout de six mois, sur ses doigts, des traces de la lésion initiale ; ici encore l'évolution est donc lente, malgré la bénignité de la lésion. Dans le cas où l'alopécie se montre, le pronostic doit toujours être réservé, car la perte des cheveux peut être définitive. Quant aux formes graves, tous les auteurs sont d'accord : leur pronostic est, en somme, assez sérieux ; car leur réparation est excessivement lente, sujette à des arrêts, à des retours de la mortification, et elles sont très rebelles à tout traitement.

Le traitement de ces lésions n'est qu'incertitude encore. Tout a été essayé pour les combattre, et cette multiplicité même des moyens thérapeutiques est la preuve qu'aucun ne donne des résultats bien satisfaisants.

Pour les formes essentiellement bénignes, alopécie sans aucune autre lésion apparente de la peau, par exemple, l'expectation est la règle ; les poils peuvent repousser au bout de quelques semaines, au bout d'un à deux mois en général ; cependant, on a constaté, ainsi que nous l'avons dit, des cas où l'alopécie était devenue définitive.

Pour la forme dite des opérateurs, érythème radiographique, qui est une lésion légère, localisée aux mains, dont la peau est épaissie, les ongles fendillés, les poils absents, le seul traitement est l'abstention, pendant un temps plus ou moins long, de toute manipulation radiographique. La guérison est à peu près certaine, mais la récidive toujours à craindre, et d'autant plus rapide que la lésion première a été plus accentuée et que les manipulations ont été reprises plus tôt. Pour les lésions de dermite légère, des pommades antiseptiques de toute sorte ont été utilisées. Toutes ont donné des résultats ; celles à base de menthol semblent cependant agir plus efficacement que toute autre. Enfin, dans des lésions graves de dermite profonde avec sphacèle, escarres, comparables aux brûlures au 3e degré, on se contente également, dans la majorité des cas, de pansements antiseptiques ; mais la cicatrisation est en général excessivement longue ; on a beau varier ces antiseptiques, les mélanger, il faut des mois pour que l'escarre s'élimine, que la cicatrisation se fasse ; quand elle se fait, elle marche très lentement, et, sujette à des arrêts, rétrocède même parfois.

A propos des antiseptiques, nous croyons devoir cependant formuler une réserve. Nous pensons qu'il sera bon d'éviter ceux qui sont trop actifs et qui ont une action légèrement caustique, comme le sublimé et l'acide phénique ; sur des tissus dont la nutrition est aussi complètement modifiée, l'action d'un antiseptique un peu caustique, ou même simplement irritant, peut amener une nouvelle mortification. Il est à remarquer que, chez notre malade de l'Observation II, c'est après deux pansements à la solution de sublimé et à l'iodoforme qu'on vit apparaître de nouvelles escarres.

D'un autre côté, cette désinfection est indispensable. A propos de la longue durée de l'évolution, nous faisions remarquer que les infections légères relevant de pansements faits avec négligence, pouvaient agir d'une façon défavorable sur des tissus dépourvus de toute résistance et amener de nouvelles escarres. C'est pourquoi nous donnons la préférence à un antiseptique faible, comme la solution boriquée saturée. C'est bien plutôt par un nettoyage méticuleux et répété, par la mise en état d'asepsie de la plaie qu'il faut agir, que par des antiseptiques trop puissants.

Le meilleur traitement, à notre sens, consiste donc dans des pansements très soigneusement faits avec un antiseptique non irritant et dans la mise au repos absolu de la région malade.

On a conseillé également des cautérisations de l'escarre au nitrate d'argent, des râclages à la curette tranchante, des greffes épidermiques. Tous ces traitements n'ayant pas donné des résultats bien encourageants, nous rappellerons en terminant, que MM. Apostoli et Planet ont essayé un traitement électrique combiné.

Chez leur malade, l'escarre qui, au début du traitement, mesurait 17 centimètres 7, sur 13,7, mesure, six mois après, 9 centimètres sur 6. C'est évidemment une amélioration, mais combien lente encore. Pour l'obtenir, le malade est soumis : 1° à l'électricité statique avec effluvation directe sur la plaie ; 2° au bain hydro-électrique avec courant ondulatoire ; 3° au courant de haute fréquence au moyen du lit condensateur (*Loco citato*, p. 119). Ici encore l'amélioration n'a été obtenue qu'au bout d'un temps très long.

Un mot maintenant sur la pathogénie de ces curieux accidents. Les rayons X se comportent-ils comme un agent physique ou chimique quelconque ? Occasionnent-ils une brûlure banale, chez des individus malades, ou simplement prédisposés ? « La plaie ne se cicatrise-t-elle pas, non pas à cause d'une particularité inhérente à elle, mais à cause de l'état de débilité générale du sujet ? Finira-t-elle par guérir comme un ulcère ordinaire ? » (1). On peut catégoriquement répondre non ; en voici d'ailleurs la preuve. Chez le malade dont Drury parle en ces termes, qui est celui soigné par Apostoli, survint une brûlure de cause banale ; la plaie, traitée aseptiquement, se cicatrisa en moins de 8 jours sans laisser de traces, alors que la plaie consécutive à l'application des rayons X subsiste encore au bout d'un an. Les lésions observées sont donc bien dues à une action spéciale des rayons de Rœntgen. Dans quelles conditions ces lésions se produisent-elles ? Un fait incontestable, c'est que la distance à laquelle le tube est placé du sujet observé a la plus grande influence, et que dans la plupart des observations où des accidents ont été constatés, le tube était très rapproché.

Aussi, chez le premier malade de Sorel, le tube était placé très près de l'épiderme dont il fut séparé par une feuille de celluloïde. Chez son second malade, bien que la pose ait été beaucoup moins longue, les accidents furent beaucoup plus légers ; or, le tube était plus éloigné de l'épiderme. Chez le malade d'Apostoli, après une première séance dans laquelle le tube était placé à 15 centimètres, pas d'accidents; après une deuxième séance, le tube étant placé à 9 centimètres, les accidents se produisent. Chez notre soldat d'infanterie de Marine, l'ampoule était placée à 11 centimètres seulement, et la pose dura 45 minutes. Le tube ainsi rapproché produirait donc des troubles analogues à ceux du coup de soleil électrique (2) et du coup de soleil (3). Mais son action ne se bornerait pas à une radiation directe sur les tissus ; il y aurait, d'après M. Destot, une action sur le système ner-

(1) Drury. *Brit. med. Journal*, sept. 1896.
(2) Carlos d'Oliveira. Thèse, Paris, 1895.
(3) Destot. Communication à l'*Académie des Sciences*, 17 mai 1897. Note lue par le Professeur Bouchard, intitulée : *Les troubles physiologiques et trophiques dus aux rayons X*.

veux central; la moëlle impressionnée réagirait et interviendrait de son côté ; il ne s'agirait donc pas seulement d'une action locale. En effet, chez un des malades de M. Sorel, on vit apparaître une lésion à distance à la jambe, en un point que l'ampoule de Crookes n'avait pas impressionné directement.

Nous ne pouvons discuter cette hypothèse, qui a besoin d'être confirmée par de nouveaux faits, car, ainsi que nous le disions plus haut, le professeur Lannelongue a émis des doutes sur l'observation précédente, et il est actuellement difficile d'admettre que les rayons X aient une action aussi complexe. D'ailleurs les lésions observées sont-elles le fait des rayons X et ceux-ci sont-ils les vrais coupables? Tous les auteurs ne sont pas d'accord sur la pathogénie des brûlures observées. Pour les uns, ce sont les rayons X qui sont les seuls en cause. Pour les autres, au contraire, les lésions qui sont analogues macroscopiquement à celles du coup de soleil électrique, le sont aussi pathogéniquement. Elles seraient dues alors, non pas aux rayons X, mais aux effluves électriques, à des rayons ultra X. C'est Balthazard (1) qui, le premier, s'est fait l'apôtre de cette doctrine. Ayant observé sur lui-même l'érythème radiographique quand il approchait les doigts des fils conducteurs et non de l'ampoule productrice des rayons X, également, lorsqu'en renversant le courant dans l'ampoule, il supprimait la production des rayons X, sans empêcher celle des effluves électriques, il en conclut que c'est à ces dernières que sont dus en réalité les accidents attribués aux rayons X. On peut les éviter soit en plaçant l'ampoule à 25 centimètres au moins de la peau, soit en interposant une mince feuille d'aluminium reliée au sol. On pourrait, d'après lui, éviter l'émission des effluves en diminuant la fréquence des décharges dans l'ampoule. Pour la radiographie, il sera donc avantageux d'employer un trembleur à mercure à faible fréquence, et d'actionner l'ampoule, comme l'a montré M. Destot, par une machine statique.

On pourra alors approcher l'ampoule jusqu'à 5 centimètres de la peau, si cette ampoule n'est ni trop vieille, ni trop résistante. Cette manière de voir a reçu l'appui de Tarchanoff (2), qui arrivait presque en même temps au même résultat. MM. Apostoli et Planet sont aussi du même avis: « Cette dermatite est toujours le résultat d'une faute opératoire ». Ils estiment qu'il est urgent de fixer d'une façon précise un certain nombre de points touchant la technique opératoire à suivre dans les applications des rayons X à l'examen du corps humain, et ils formulent les conclusions suivantes :

(1) Balthazard. — *Société de Biologie*, 17 juillet 1897, n° 26, page 726.
(2) De Tarchanoff.— *Société de Biologie*, juillet 1897, n° 26, page 740.

« 1° Le tube de Crookes en action est la source de deux énergies : les rayons électriques et les rayons X.

« 2° Les accidents attribués aux rayons X sont dus, en réalité, aux effluves électriques.

« 3° Le problème consiste donc à éviter les rayons électriques, ou à supprimer l'émission des effluves.

« Donc les accidents cutanés, consécutifs à la radiographie, ne sont pas seulement analogues aux brûlures électriques ; ce sont de véritables brûlures électriques. » Des expériences de Brodier et Salvador (1) il résulte d'ailleurs, que l'érythème, dit radiographique, des mains peut se produire par la seule action électrolytique, sans que les rayons X aient à intervenir en aucune manière, mais ceux-ci ont une action propre, qui s'ajoute et accroit l'intensité des troubles trophiques. Sans vouloir innocenter complètement les radiations Rœntgen, il semble cependant acquis que ces radiations aient besoin, pour arriver à produire franchement l'érythème, du secours de l'action électrolytique, due à la décharge dérivée à l'extérieur du tube, et provenant de l'onde induite de rupture. La connaissance de ces faits a son importance, car elle doit permettre d'éviter dans l'avenir de nouveaux accidents.

La prophylaxie consistera donc aujourd'hui à éviter les rayons électriques et à supprimer l'émission des effluves. Pour éviter les rayons électriques, on interposera, comme l'a préconisé M. Destot, une feuille d'aluminium reliée au sol, ou bien on placera l'ampoule à 25 centimètres au moins de la peau. La feuille d'aluminium est transparente pour les rayons X, et elle retient toutes les décharges électriques du tube et les conduit à terre. On supprime l'émission des effluves en diminuant la fréquence des décharges dans l'ampoule, par l'emploi d'un trembleur à mercure à faible fréquence, ou par l'emploi de la machine statique pour actionner l'ampoule. De plus, il faudra limiter autant que possible le temps d'exposition, sans que cependant on puisse fixer aujourd'hui la limite de ce temps. Une exposition d'une certaine durée, inoffensive pour un sujet, peut amener des accidents chez un autre. Il faut, en effet, tenir grand compte avec Barthélémy de la susceptibilité individuelle, qui est très importante. Comme toutes les dermatoses, les affections cutanées relevant de la radiographie, demandent une prédisposition spéciale, et ici encore les arthritiques seraient plus particulièrement vulnérables.

(1) Brodier et Salvador. *Académie des Sciences*, 26 juin 1899.

Imprimerie de l'Institut de Bibliographie. — IV-1900. — N° 267.

www.ingramcontent.com/pod-product-compliance
Lightning Source LLC
LaVergne TN
LVHW052040160826
845678LV00003B/1440

* 9 7 8 2 3 2 9 6 3 7 0 9 9 *